RÉGIME CÉTOGÈNE

BIEN MANGER SANS GLUCIDES POUR UNE VIE SAINE ET ÉQUILIBRÉE

EDITIONS BIEN-ÊTRE

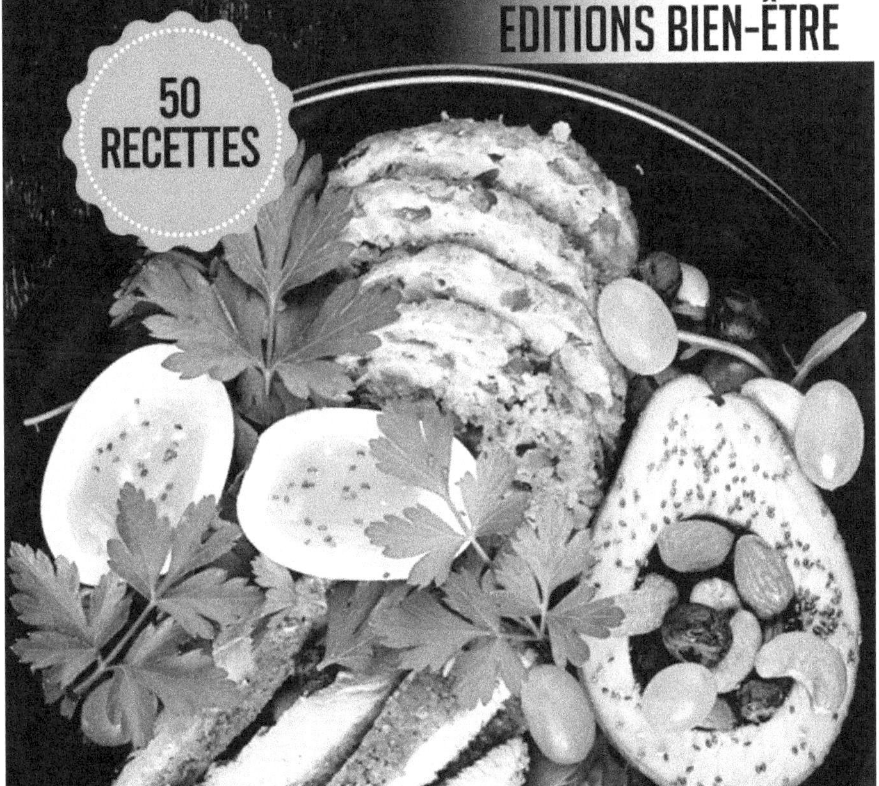

50 RECETTES

Le présent ouvrage est protégé par les droits d'auteur. Toute reproduction, même partielle, est interdite sans l'autorisation expresse de l'auteur et de la maison d'édition.

Le contenu du présent ouvrage est le fruit d'un travail de recherche et de rédaction de l'auteur et ne reflète en aucun cas l'avis ou la position de la maison d'édition. L'auteur et la maison d'édition ne peuvent être tenus responsables des erreurs ou omissions qui pourraient subsister dans le livre, ni des conséquences qui pourraient découler de l'utilisation des informations contenues dans ce livre.

Le présent ouvrage est destiné à fournir des informations sur le régime cétogène et ne doit en aucun cas être utilisé comme unique source d'information ou comme substitut à un avis médical professionnel. Nous vous recommandons de consulter un médecin ou un professionnel de santé avant de débuter tout régime alimentaire ou programme d'exercices.

Table des matières

Introduction

Bienvenue dans ce livre consacré au régime cétogène ! Si vous êtes ici, c'est probablement que vous êtes intéressé par cette approche alimentaire qui promet de nombreux bienfaits pour la santé et la perte de poids.

Le régime cétogène est une alimentation très riche en graisses, modérée en protéines et pauvre en glucides. Il vise à mettre l'organisme dans un état de cétose, c'est-à-dire à utiliser les corps cétoniques produits par le foie comme source principale d'énergie au lieu du glucose.

Cette alimentation a été initialement développée pour traiter l'épilepsie chez l'enfant, mais elle a rapidement été adoptée par de nombreux adeptes pour ses effets sur la perte de poids et la santé en général.

Dans ce livre, nous allons vous présenter tout ce qu'il y a à savoir sur le régime cétogène, en vous donnant les clés pour le suivre de manière efficace et en toute sécurité. Nous vous proposerons également de nombreuses recettes délicieuses et faciles à réaliser pour vous aider à varier votre alimentation et à ne pas vous ennuyer.

Prêt à découvrir les bienfaits du régime cétogène ? C'est parti !

Chapitre 1 : Qu'est-ce que le régime cétogène ?

1- Définition du régime cétogène

Le régime cétogène est un régime alimentaire qui consiste à consommer une très faible quantité de glucides, une quantité modérée de protéines et une quantité élevée de graisses. Ce type de régime vise à amener l'organisme à utiliser les graisses comme source principale d'énergie au lieu du glucose, ce qui permet de perdre du poids et d'améliorer certaines conditions médicales.

Le régime cétogène a été initialement utilisé comme traitement contre l'épilepsie, mais il est également de plus en plus populaire en tant que moyen de perdre du poids et de gérer certaines conditions de santé telles que le diabète de type 2, l'hypertension artérielle et le syndrome métabolique.

Il existe plusieurs variantes du régime cétogène, notamment le régime cétogène classique, le régime cétogène cyclique et le régime cétogène à haute teneur en protéines. Chacun de ces régimes a ses propres avantages et inconvénients, et il est important de consulter un médecin ou un nutritionniste avant de décider lequel est le plus adapté à votre situation personnelle.

2- Comment est-il différent des autres régimes alimentaires ?

Le régime cétogène est un régime alimentaire qui vise à induire un état de cétose dans l'organisme, c'est-à-dire à augmenter la production de corps cétoniques par le foie. Cet état est obtenu en limitant fortement l'apport en glucides, tout en augmentant la consommation de lipides et de protéines.

Le régime cétogène est donc très différent de la plupart des autres régimes alimentaires, qui ont pour objectif de réduire les calories ingérées ou de favoriser la consommation de certains types d'aliments (par exemple, les régimes végétariens ou végétaliens). Le régime cétogène se distingue également des régimes à faible teneur en graisses, qui sont souvent recommandés pour perdre du poids et améliorer la santé. En effet, le régime cétogène encourage une consommation élevée de graisses, tout en limitant celle de glucides.

En résumé, le régime cétogène est un régime alimentaire qui vise à induire un état de cétose en limitant fortement l'apport en glucides et en augmentant la consommation de lipides et de protéines. Il se distingue des autres régimes alimentaires en raison de son objectif de favoriser la production de corps cétoniques et de son approche très différente de celle des régimes à faible teneur en graisses.

3- Pourquoi est-il devenu populaire ?

Le régime cétogène a connu un regain de popularité ces dernières années, notamment grâce aux résultats prometteurs qu'il a offerts en termes de perte de poids et de bienfaits pour la santé.

Une des principales raisons pour lesquelles le régime cétogène est devenu populaire est sa capacité à aider à perdre du poids de manière efficace. En entraînant le corps dans un état de cétose et en le forçant à utiliser les graisses comme source principale d'énergie, le régime cétogène peut entraîner une perte de poids rapide et durable. De nombreuses études ont également montré que le régime cétogène peut aider à réduire la graisse corporelle, en particulier la graisse viscérale, qui est liée à de nombreux problèmes de santé.

Le régime cétogène a également gagné en popularité en raison de ses bienfaits pour la santé. En plus de favoriser la perte de poids, le régime cétogène a été associé à une réduction du risque de maladies cardiaques, de diabète de type 2 et de certains types de cancer. Il a également été montré qu'il peut améliorer la santé mentale et cognitive, ainsi que la santé de la peau.

En résumé, le régime cétogène est devenu populaire grâce à ses résultats prometteurs en termes de perte de poids et de bienfaits pour la santé, ainsi qu'à sa flexibilité et à sa durabilité sur le long terme. Il a également bénéficié de l'augmentation de l'intérêt pour une alimentation saine et équilibrée et de la prise de conscience croissante de l'importance de la qualité des aliments dans notre alimentation.

Chapitre 2 : Comment ça marche ?

1- Comment le corps utilise les glucides et les graisses ?

Pour comprendre comment le régime cétogène fonctionne, il est important de comprendre comment le corps utilise les glucides et les graisses.

Les glucides sont l'une des trois principales sources d'énergie pour le corps, avec les protéines et les graisses. Ils sont présents dans de nombreux aliments, notamment les fruits, les légumes, les grains entiers et les produits laitiers. Lorsque nous mangeons des glucides, notre corps les transforme en glucose, qui est utilisé comme source d'énergie pour les cellules du corps. Le glucose est stocké dans le foie et les muscles sous forme de glycogène, qui peut être utilisé comme source d'énergie lorsque le corps en a besoin.

Les graisses, quant à elles, sont également une importante source d'énergie pour le corps. Elles sont présentes dans de nombreux aliments, notamment les noix, les avocats, les légumes oléagineux et les produits animaux gras. Lorsque le corps a besoin d'énergie, il peut utiliser les graisses stockées dans les cellules adipeuses comme source d'énergie. Les graisses sont également importantes pour la production d'hormones, le maintien de la température corporelle et la protection des organes.

Le corps est capable de stocker des quantités importantes de graisses, mais il a également besoin d'une certaine quantité de glucides pour fonctionner de manière optimale. Cependant, lorsque nous mangeons trop de glucides et que nous ne brûlons pas suffisamment d'énergie, cela peut entraîner un excès de graisse et contribuer à des problèmes de santé tels que l'obésité et le diabète. C'est là que le régime cétogène entre en jeu. En limitant fortement les apports en glucides et en augmentant les apports en graisses.

2- Comment le régime cétogène modifie l'utilisation des nutriments par le corps ?

Lorsque nous consommons des glucides, ils sont rapidement convertis en glucose, qui est utilisé comme source principale d'énergie pour le corps. Cependant, lorsque nous limitons notre apport en glucides et en augmentons notre consommation de graisses, notre corps entre dans un état métabolique connu sous le nom de cétose.

En état de cétose, notre corps utilise également les protéines comme source d'énergie, mais à un moindre degré que les graisses. Cela signifie que le régime cétogène peut entraîner une perte de masse musculaire si la consommation de protéines est insuffisante. Il est donc important de s'assurer que la consommation de protéines est suffisante pour couvrir les besoins en énergie du corps tout en limitant les glucides.

Il est important de noter que le régime cétogène est un régime très restrictif en glucides, avec une recommandation de consommation de moins de 50 grammes de glucides par jour. Cela peut être difficile à maintenir sur le long terme, et il est donc important de planifier soigneusement l'alimentation et de s'assurer que tous les besoins nutritionnels sont couverts.

En outre, il est important de noter que le régime cétogène peut entraîner des effets secondaires tels que la fatigue, la constipation, la mauvaise haleine et l'irritabilité. Ces effets secondaires sont généralement temporaires et disparaissent généralement au fil du temps, mais ils peuvent être gênants pour certains individus.

3- Quels aliments dois-je manger pour suivre un régime cétogène ?

Voici quelques exemples d'aliments que vous pouvez manger dans le cadre d'un régime cétogène :

- Viandes : bœuf, porc, poulet, dinde, agneau, etc. Choisissez des morceaux maigres et optez pour des options biologiques ou de ferme si possible.

- Poissons et fruits de mer : saumon, thon, truite, crevettes, moules, huîtres, etc. Privilégiez les options sauvages et de pêche durable.

- Œufs : choisissez des œufs de poules élevées en liberté ou biologiques.

- Légumes à faible teneur en glucides : laitue, épinards, chou frisé, brocoli, asperges, etc.

- Noix et graines : amandes, noix de cajou, graines de chia, graines de lin, etc.

- Huiles saines : huile d'olive, huile de coco, beurre de cacahuète, etc.

- Avocats : riches en graisses saines et en fibres.

- Fromages : optez pour des fromages à pâte dure comme le parmesan, le gouda ou le cheddar.

Il est important de noter que le régime cétogène n'est pas une excuse pour manger de grandes quantités de graisses malsaines comme celles contenues dans les frites ou les produits transformés. Au lieu de cela, privilégiez les graisses saines comme celles contenues dans les avocats, les noix et les huiles végétales de qualité.

Il est également recommandé de boire beaucoup d'eau et de pratiquer une activité physique régulière pour maintenir une bonne santé et favoriser la perte de poids.

4- Comment calculer mon apport en macros (protéines, graisses, glucides) ?

Pour suivre un régime cétogène de manière efficace et atteindre l'état de cétose, il est important de bien comprendre comment calculer son apport en macros, c'est-à-dire en protéines, graisses et glucides. En effet, le régime cétogène repose sur une consommation élevée de graisses, une consommation modérée de protéines et une très faible consommation de glucides. Il est recommandé de consommer environ 70% de calories sous forme de graisses, 25% de calories sous forme de protéines et seulement 5% de calories sous forme de glucides.

Pour calculer son apport en macros, il est recommandé de se baser sur son poids actuel et ses objectifs de perte de poids ou de prise de muscle. Il existe plusieurs outils en ligne qui peuvent vous aider à calculer vos besoins en macros en fonction de votre poids, de votre sexe, de votre âge et de votre niveau d'activité physique. Il est également possible de se faire conseiller par un professionnel de la nutrition pour déterminer les besoins en macros les plus adaptés à votre situation.

En suivant ces conseils, vous devriez être en mesure de suivre un régime cétogène de manière efficace et atteindre l'état de cétose, qui vous permettra de bénéficier de tous les bienfaits de ce régime pour votre santé et votre bien-être. N'oubliez pas de varier vos aliments et de bien vous hydrater, afin de ne pas manquer de nutriments essentiels et de rester en bonne santé.

Chapitre 3 : Les bienfaits du régime cétogène

1- Comment le régime cétogène peut-il aider à perdre du poids ?

Le régime cétogène est connu pour être particulièrement efficace pour la perte de poids. Cela est dû au fait que le régime cétogène a un effet hypocalorique, c'est-à-dire qu'il permet de réduire l'apport calorique quotidien. En effet, en limitant la consommation de glucides et en augmentant celle de lipides, le corps est obligé de puiser dans ses réserves de graisses pour produire de l'énergie. Cela entraîne une perte de poids significative.

De plus, le régime cétogène peut aider à perdre du poids en régulant la glycémie et en diminuant la résistance à l'insuline. Lorsque la glycémie est élevée, le corps sécrète de l'insuline qui a pour rôle de stocker les sucres sous forme de graisses. Si la glycémie est régulée et que la résistance à l'insuline est diminuée, le corps est moins enclin à stocker les sucres sous forme de graisses et la perte de poids est favorisée.

Enfin, le régime cétogène peut aider à perdre du poids en agissant sur la satiété. Les graisses et les protéines sont des nutriments qui apportent une sensation de satiété durable. En consommant plus de graisses et de protéines et moins de glucides, le régime cétogène peut aider à contrôler l'appétit et à éviter les fringales entre les repas.

2- Quels sont les autres bienfaits pour la santé du régime cétogène ?

Il est important de mentionner que le régime cétogène a été utilisé depuis de nombreuses années pour traiter diverses conditions de santé. En effet, de nombreuses études ont montré que le régime cétogène peut avoir des effets bénéfiques sur la santé mentale, la santé cardiaque, la santé du cerveau et même sur certaines formes de cancer.

En ce qui concerne la santé mentale, le régime cétogène a été utilisé pour traiter la dépression, l'anxiété et la schizophrénie. Des études ont montré que le régime cétogène peut améliorer les symptômes de ces troubles mentaux en modifiant les niveaux de neurotransmetteurs dans le cerveau, comme la dopamine et la noradrénaline.

En ce qui concerne la santé cardiaque, le régime cétogène peut être bénéfique pour réduire les risques de maladies cardiaques en réduisant les niveaux de triglycérides et en améliorant le taux de cholestérol HDL (le "bon" cholestérol). Il peut également être utile pour réduire la pression artérielle et la glycémie.

En ce qui concerne la santé du cerveau, le régime cétogène a été utilisé pour traiter l'épilepsie depuis de nombreuses années, avec de bons résultats. Des études ont également montré que le régime cétogène peut améliorer la fonction cognitive chez les personnes atteintes de maladies neurodégénératives telles que la maladie d'Alzheimer et la maladie de Parkinson.

Enfin, il y a également des preuves que le régime cétogène peut être bénéfique dans le traitement de certaines formes de cancer. Des études ont montré que le régime cétogène peut aider à réduire la croissance des cellules cancéreuses et à améliorer la réponse au traitement par chimiothérapie. Bien que ces résultats soient prometteurs, il est important de noter que de plus amples recherches sont nécessaires pour mieux comprendre comment le régime cétogène peut être utilisé de manière efficace dans le traitement du cancer.

En conclusion, le régime cétogène a de nombreux bienfaits pour la santé en plus de la perte de poids, et il peut être utile pour traiter diverses conditions de santé mentales

3- Peut-on suivre le régime cétogène à long terme ?

Le régime cétogène n'est pas destiné à être suivi de manière permanente, mais plutôt comme un outil à utiliser de manière temporaire pour atteindre un objectif de santé précis.

Il est recommandé de ne pas suivre le régime cétogène pendant plus de 6 à 12 mois consécutifs, car il peut entraîner des carences en certains nutriments essentiels. De plus, le régime cétogène est très restrictif et peut être difficile à suivre sur le long terme, ce qui peut entraîner une rechute vers de mauvaises habitudes alimentaires une fois qu'on arrête le régime.

Il est important de discuter avec un professionnel de la santé avant de décider de suivre le régime cétogène, et de s'assurer de suivre un régime équilibré une fois que l'objectif de santé a été atteint. Il est également recommandé de faire régulièrement des check-ups pour s'assurer que le corps est en bonne santé et de faire des ajustements au régime si nécessaire. En suivant ces conseils, vous pouvez profiter des bienfaits du régime cétogène tout en veillant à votre santé à long terme.

Chapitre 4 : Comment adopter un mode de vie cétogène ?

1- Comment préparer ma transition vers un mode de vie cétogène ?

La transition vers un mode de vie cétogène peut sembler difficile au début, mais avec un peu de planification et de persévérance, il est possible de l'adopter de manière durable. Voici quelques conseils pour vous aider à préparer votre transition vers le régime cétogène :

Commencez par vous renseigner sur le régime cétogène et sur les aliments qui sont autorisés et interdits. Il est important de comprendre les bases de ce régime alimentaire afin de pouvoir le suivre efficacement.

Faites un plan de repas. Préparer à l'avance vos repas et collations vous aidera à rester sur la bonne voie et à éviter les tentations. Vous pouvez également prévoir un budget pour vos courses et acheter des aliments de qualité qui vous permettront de rester en cétose.

Éliminez les aliments qui ne sont pas autorisés dans le régime cétogène de votre réfrigérateur et de vos placards. Cela vous empêchera de succomber à la tentation de manger ces aliments pendant la transition.

Faites du sport régulièrement. L'exercice physique est important pour la santé en général, mais il peut également vous aider à atteindre et à maintenir votre objectif de perte de poids lorsque vous suivez un régime cétogène.

Soyez patient. La transition vers le régime cétogène peut prendre du temps et il est normal de ressentir des symptômes de sevrage au début. Soyez patient et persévérez, car ces symptômes disparaîtront généralement après quelques jours ou semaines.

En suivant ces conseils, vous devriez être en mesure de préparer efficacement votre transition vers le régime cétogène et de vous mettre sur la bonne voie pour une vie saine et équilibrée.

2- Quelles sont les erreurs à éviter lors de l'adoption du régime cétogène ?

Tout d'abord, il ne faut pas sous-estimer l'importance de la préparation. Passer brusquement à un régime cétogène sans avoir pris le temps de se renseigner sur les aliments autorisés et interdits peut entraîner des carences nutritionnelles et des difficultés à suivre le régime sur le long terme. Il est donc conseillé de se renseigner sur les différents types d'aliments autorisés et de planifier ses repas à l'avance pour éviter de succomber à la tentation de manger des aliments non autorisés.

Il est également important de ne pas négliger l'apport en protéines. Bien que le régime cétogène soit riche en graisses, il ne faut pas pour autant négliger l'apport en protéines qui sont essentielles pour la construction et le maintien de la masse musculaire. Il est donc conseillé de privilégier les sources de protéines de qualité telles que la viande, les œufs, les poissons et les produits laitiers à faible teneur en glucides.

Enfin, il est important de ne pas oublier l'importance de l'hydratation. Le régime cétogène peut entraîner une perte accrue en eau et il est donc important de boire suffisamment d'eau tout au long de la journée pour éviter la déshydratation. Il est également conseillé de boire des boissons hydratantes telles que l'eau de coco ou le thé vert pour aider à remplacer les minéraux perdus.

En suivant ces quelques conseils, il devrait être plus facile d'adopter un mode de vie cétogène et de réussir son régime sur le long terme.

3- Comment suivre le régime cétogène au quotidien ?

Pour adopter un mode de vie cétogène, il est important de préparer sa transition en amont. Cela peut être fait en suivant quelques étapes simples :

Commencez par établir vos objectifs et vos motivations. Pourquoi voulez-vous suivre un régime cétogène ? Qu'espérez-vous accomplir ? En avoir une idée claire vous aidera à rester motivé et à atteindre vos objectifs.

Faites votre propre recherche. Il est important de comprendre en profondeur le fonctionnement du régime cétogène et de ses avantages pour la santé. Lisez des articles de recherche, des témoignages de personnes qui ont suivi le régime et consultez un professionnel de santé qualifié.

Préparez vos repas à l'avance. Pour éviter de succomber aux tentations et de manger des aliments non autorisés sur le régime cétogène, préparez vos repas à l'avance et emportez-les avec vous au travail ou en déplacement. Cela vous permettra de rester sur la bonne voie et de ne pas être tenté par des aliments interdits.

Soyez patient. Il peut être difficile de suivre un régime cétogène au début, mais avec de la patience et de la discipline, vous finirez par vous y habituer et verrez les bienfaits pour votre santé et votre bien-être.

N'abandonnez pas trop vite et soyez persévérants dans votre transition vers le régime cétogène. Comme tout changement de mode de vie, cela peut prendre du temps et nécessiter quelques ajustements au début. Faites preuve de patience et rappelez-vous que le régime cétogène a de nombreux bienfaits pour la santé à long terme. Vous pouvez également consulter un professionnel de la santé ou un diététicien pour vous aider à démarrer et à maintenir votre régime cétogène.

Il est également important de se tenir informé et de faire preuve de bon sens lors de l'adoption du régime cétogène. Assurez-vous de comprendre les principes de base du régime et de ne pas tomber dans les pièges de régimes alimentaires douteux ou de produits "miracle". Effectuez des recherches et consultez des sources fiables pour vous assurer que vous suivez un régime sain et équilibré.

Enfin, n'oubliez pas de vous faire plaisir de temps en temps. Le régime cétogène n'est pas une punition, mais un mode de vie sain et équilibré qui vous permet de vous sentir bien dans votre corps et dans votre esprit. N'hésitez pas à inclure des aliments que vous aimez dans votre alimentation, tant qu'ils sont adaptés au régime cétogène. Et n'oubliez pas de vous récompenser de temps en temps avec un petit plaisir cétogène.

Chapitre 5 : Petits déjeuners cétogènes

Le petit déjeuner est le premier repas de la journée et il est important de bien le composer pour avoir de l'énergie et être en forme tout au long de la journée. Si vous êtes au régime cétogène, il peut parfois être difficile de trouver des idées de petits déjeuners adaptés à votre alimentation. C'est pourquoi, dans ce chapitre, nous vous proposons cinq recettes de petits déjeuners cétogènes pour vous aider à démarrer votre journée du bon pied tout en suivant votre régime alimentaire. Que vous soyez à la recherche d'un petit déjeuner rapide et facile à préparer ou d'une recette un peu plus sophistiquée, vous trouverez certainement une option qui vous convient dans notre sélection de recettes de petits déjeuners cétogènes.

Les recettes suivantes sont pour une personne, vous pouvez doubler les ingrédients si vous souhaitez faire les petits déjeuner pour deux personnes.

Bon appétit !

1- Porridge aux graines de chia

Ingrédients (pour 1 personne) :

- 1 tasse de lait de coco
- 1/4 tasse de graines de chia
- 1 cuillère à soupe de noix de cajou hachées
- 1 cuillère à soupe de graines de lin
- 1 cuillère à café de sucralose ou de sucre de votre choix (facultatif)
- 1 pincée de sel
- Des baies de votre choix (fraises, myrtilles, etc.) pour la garniture

Préparation :

1. Dans une casserole, mélangez le lait de coco, les graines de chia, les noix de cajou, les graines de lin, le sucralose (si vous en utilisez) et le sel.
2. Faites chauffer à feu moyen jusqu'à ce que le mélange commence à épaissir, en remuant constamment.
3. Répartissez le porridge dans des assiettes ou des bols et garnissez de baies de votre choix. Servez chaud.

Astuce du chef : Vous pouvez ajouter du cacao en poudre ou des épices (cannelle, gingembre, etc.) pour varier les saveurs. Vous pouvez également remplacer le lait de coco par du lait d'amande ou du lait de noix de coco selon vos préférences.

2- Œufs brouillés aux légumes grillés

Ingrédients (pour 1 personne) :

- 2 œufs
- 1 cuillère à soupe d'huile d'olive
- 1 petite poignée de légumes grillés (par exemple, poivrons, courgettes, tomates, oignons)
- Sel et poivre au goût

Préparation :

1. Dans une poêle chaude, faites chauffer l'huile d'olive.
2. Ajoutez les légumes grillés et faites-les chauffer pendant quelques minutes jusqu'à ce qu'ils soient bien tendres.
3. Cassez les œufs dans la poêle et mélangez-les rapidement avec les légumes.
4. Faites cuire les œufs jusqu'à ce qu'ils soient bien cuits, en remuant régulièrement pour éviter qu'ils ne collent au fond de la poêle.
5. Assaisonnez les œufs brouillés aux légumes grillés avec du sel et du poivre au goût.
6. Servez chaud, accompagné d'un filet d'huile d'olive supplémentaire si désiré.

Astuce du chef : Pour ajouter une touche de saveur supplémentaire à vos œufs brouillés, essayez d'utiliser du beurre de noisette pour faire chauffer vos légumes grillés. Le goût noisette du beurre se marie parfaitement avec les œufs et donne un petit quelque chose en plus à votre plat.

3- Pain perdu au fromage blanc et aux baies

Ingrédients (pour 1 personne) :

- 1 tranche de pain de mie sans croûte
- 30 g de fromage blanc 0% de matière grasse
- 1 cuillère à soupe de baies (fraises, mûres, myrtilles, etc.)
- 1 œuf
- 1 cuillère à soupe de lait écrémé ou d'amande
- 1 pincée de sucre de stévia (facultatif)
- 1 pincée de cannelle (facultatif)
- 1 cuillère à soupe d'huile de coco ou de beurre

Préparation :

1. Dans un bol, battez l'œuf avec le fromage blanc, le lait et le sucre de stévia (si vous utilisez).
2. Mettez la tranche de pain de mie dans le bol et laissez-la tremper pendant quelques minutes.
3. Dans une poêle chaude, ajoutez l'huile de coco ou le beurre et faites-y chauffer les baies.
4. Ajoutez la tranche de pain imbibée d'œuf dans la poêle et faites-la cuire jusqu'à ce qu'elle soit dorée des deux côtés.
5. Servez chaud, saupoudré de cannelle si vous le souhaitez. Vous pouvez également ajouter un peu de sucre de stévia ou de sirop d'érable pour plus de douceur.

Astuce du chef : Pour une version encore plus gourmande de cette recette, vous pouvez ajouter une petite poignée de noix de votre choix (amandes, noix de cajou, noisettes, etc.) dans le mélange de fromage blanc et de baies. Cela apportera une touche croquante et nutritive à votre pain perdu.

4- Crêpes aux noix de cajou

Ingrédients (pour 1 personne) :

- 1 œuf
- 50 g de farine de noix de cajou
- 100 ml de lait de coco
- 1 cuillère à soupe d'huile de coco
- 1 pincée de sel

Préparation :

1. Dans un bol, mélangez l'œuf, la farine de noix de cajou, le lait de coco, l'huile de coco et le sel jusqu'à l'obtention d'une pâte homogène.
2. Faites chauffer une poêle antiadhésive à feu moyen. Ajoutez une cuillère à soupe d'huile de coco.
3. Versez une petite louche de pâte dans la poêle et faites cuire la crêpe pendant environ 2 minutes de chaque côté, jusqu'à ce qu'elle soit dorée et croustillante.
4. Répétez l'opération jusqu'à épuisement de la pâte. Servez chaud et accompagnez de confiture ou de sucre d'érable si vous le souhaitez.

Astuce du chef : Afin d'obtenir des crêpes encore plus croustillantes et savoureuses, essayez de râper quelques noix de cajou sur le dessus de chaque crêpe avant de les cuire. Cela ajoutera une touche de texture et de saveur supplémentaire à vos crêpes, et vous permettra de profiter de tous les bienfaits de cet ingrédient nutritif.

5- Smoothie bowl aux graines de lin et aux avocats

Ingrédients (pour 1 personne) :

- 1/2 avocat mûr
- 1/2 tasse de lait d'amande ou de lait végétal de votre choix
- 1 cuillère à soupe de graines de lin moulues
- 1 cuillère à café de cacao en poudre non sucré
- 1 banane bien mûre, surgelée ou fraîche
- Des baies de votre choix pour la garniture (fraises, myrtilles, framboises, etc.)

Préparation :

1. Dans un mixeur, mettez l'avocat, le lait, les graines de lin et le cacao en poudre. Mixez jusqu'à ce que la préparation soit lisse et crémeuse.
2. Ajoutez la banane surgelée ou fraîche et mixez de nouveau jusqu'à ce qu'elle soit bien incorporée.
3. Versez le smoothie dans un bol et garnissez-le avec les baies de votre choix. Servez immédiatement.

Astuce du chef : Vous pouvez ajouter d'autres ingrédients à votre smoothie selon vos goûts, tels que de la poudre de protéines, du miel ou du sucre de coco pour sucrer naturellement, ou encore des graines de chia ou de sésame pour ajouter du crunch.

6 - Muesli aux graines de chia et aux noix de cajou

Ingrédients (pour 1 personne) :

- 1/4 tasse de flocons d'avoine
- 1 cuillère à soupe de graines de chia
- 1 cuillère à soupe de noix de cajou hachées
- 1/2 tasse de lait d'amande ou de lait de votre choix
- 1 cuillère à soupe de miel ou de sirop d'érable
- 1 banane moyenne, coupée en rondelles

Préparation :

1. Dans un bol, mélangez les flocons d'avoine, les graines de chia et les noix de cajou.
2. Ajoutez le lait et le miel (ou le sirop d'érable) et mélangez bien.
3. Laissez reposer le mélange pendant quelques minutes pour que les graines de chia gonflent.
4. Répartissez les rondelles de banane sur le dessus du muesli.

Astuce du chef : Pour encore plus de saveur et de nutrition, vous pouvez ajouter une cuillère à soupe de graines de lin moulues ou de graines de tournesol à votre muesli. Vous pouvez également remplacer la banane par des fraises ou des framboises pour une touche de fraîcheur.

7 - Brioche aux noix de cajou et aux graines de sésame

Ingrédients (pour 1 personne) :

- 1 œuf
- 2 cuillères à soupe de lait
- 2 cuillères à soupe de farine de noix de cajou
- 1 cuillère à soupe de graines de sésame
- 1 pincée de sel

Préparation :

1. Préchauffez votre four à 180°C.
2. Dans un bol, mélangez l'œuf, le lait, la farine de noix de cajou et le sel jusqu'à l'obtention d'une pâte homogène. Incorporez les graines de sésame et mélangez de nouveau.
3. Versez la pâte dans un moule à muffins et enfournez pour 20 minutes. La brioche est prête lorsqu'elle est dorée et gonflée.

Astuce du chef : Pour une version plus gourmande, vous pouvez ajouter quelques pépites de chocolat noir à la pâte avant de mettre au four. Vous obtiendrez alors une brioche aux noix de cajou, aux graines de sésame et au chocolat, parfaite pour le petit déjeuner ou pour une pause gourmande en fin de journée.

8 - Omelette aux légumes sautés et aux tomates séchées

Ingrédients (pour 1 personne) :

- 2 œufs
- 1 cuillère à soupe de lait de coco
- 1 poignée de légumes de votre choix (carottes, poivrons, oignons, etc.), coupés en petits dés
- 1 cuillère à soupe de tomates séchées, hachées finement
- Sel et poivre, selon votre goût
- 1 cuillère à soupe d'huile de coco ou de beurre de noix de cajou

Préparation :

1. Dans un bol, fouettez les œufs avec le lait de coco. Salez et poivrez selon votre goût.
2. Dans une poêle chaude, faites fondre l'huile de coco ou le beurre de noix de cajou. Ajoutez les légumes et faites-les sauter jusqu'à ce qu'ils soient tendres.
3. Ajoutez les tomates séchées à la poêle et mélangez bien.
4. Versez les œufs battus sur les légumes et faites cuire l'omelette jusqu'à ce qu'elle soit dorée des deux côtés.
5. Servez l'omelette chaude, accompagnée d'une salade verte si désiré.

Astuce du chef : Pour une version encore plus savoureuse, ajoutez du fromage râpé ou des herbes fraîches hachées dans l'omelette avant de la cuire. Vous pouvez également remplacer les légumes par de la viande hachée ou des fruits de mer si vous le souhaitez.

9 - Granola maison aux noix et aux fruits secs

Ingrédients (pour 1 personne) :

- 1 tasse de flocons d'avoine
- 1/2 tasse de noix de votre choix (amandes, noix de cajou, noisettes, etc.)
- 1/2 tasse de fruits secs de votre choix (raisins, cranberries séchées, abricots secs, etc.)
- 2 cuillères à soupe de graines de chia
- 2 cuillères à soupe de graines de lin
- 1 cuillère à soupe de miel ou de sirop d'agave
- 1 cuillère à soupe d'huile de coco fondue
- 1/2 cuillère à café de sel de mer

Préparation :

1. Préchauffez votre four à 150°C.
2. Dans un bol, mélangez les flocons d'avoine, les noix, les fruits secs, les graines de chia et de lin.
3. Dans un autre bol, mélangez le miel, l'huile de coco fondue et le sel de mer.
4. Versez le mélange de miel sur les ingrédients secs et mélangez bien pour que tout soit bien enrobé.
5. Étalez la préparation sur une plaque de cuisson recouverte de papier sulfurisé.
6. Enfournez pour environ 20 minutes, en remuant régulièrement pour que le granola soit bien croustillant.
7. Laissez refroidir complètement avant de le mettre dans un bocal hermétique.

Astuce du chef : Pour varier les saveurs, vous pouvez ajouter des épices comme de la cannelle ou du gingembre en poudre avant de mettre le granola au four. Vous pouvez également remplacer le miel par du sirop d'agave ou du sirop d'érable pour une version plus douce. Le granola maison se conserve très bien pendant plusieurs semaines dans un bocal hermétique.

10 - Gaufres aux graines de lin et aux myrtilles

Ingrédients (pour 1 personne) :

- 1 œuf
- 1 cuillère à soupe de graines de lin
- 1 cuillère à soupe de farine d'amande
- 1 cuillère à soupe de lait de coco
- 1 pincée de sel
- 1 cuillère à soupe de myrtilles fraîches ou congelées

Préparation :

1. Dans un bol, mélangez l'œuf, les graines de lin, la farine d'amande, le lait de coco et le sel jusqu'à obtenir une pâte homogène.
2. Faites chauffer une poêle à gaufres sur feu moyen et huilez-la légèrement.
3. Versez une petite quantité de pâte dans la poêle et répartissez les myrtilles sur la surface de la gaufre.
4. Faites cuire la gaufre pendant environ 2 minutes de chaque côté, jusqu'à ce qu'elle soit dorée.
5. Répétez l'opération jusqu'à épuisement de la pâte.

Astuce du chef : Pour encore plus de saveur, vous pouvez ajouter une cuillère à soupe de noix de cajou concassées à la pâte avant de la cuire. Vous pouvez également servir les gaufres avec du beurre de noix de cajou ou de la crème de coco pour une touche encore plus savoureuse !

Chapitre 6 : Plats principaux cétogènes

Le chapitre 6 est consacré aux plats principaux cétogènes. Si vous avez décidé de suivre un régime cétogène, il est important de savoir quoi manger et comment varier les repas pour ne pas s'ennuyer. C'est pourquoi nous avons sélectionné pour vous cinq recettes de plats principaux savoureux et faciles à réaliser, qui vous permettront de maintenir votre régime tout en vous régalant. Du poulet grillé aux légumes et aux noix de cajou, en passant par le steak aux légumes grillés et aux œufs brouillés, jusqu'au poisson en croûte de noix de cajou et aux légumes vapeur, vous trouverez de quoi satisfaire tous les goûts et tous les appétits. N'hésitez pas à personnaliser ces recettes en fonction de vos préférences et de vos envies du moment, et à expérimenter de nouvelles combinaisons de ingrédients.

Les recettes suivantes sont pour deux personnes.

Bon appétit !

1- Poulet grillé aux légumes et aux noix de cajou

Ingrédients (pour 2 personnes) :

- 2 filets de poulet
- 1 poivron rouge
- 1 poivron vert
- 1 oignon
- 1 tige de céleri
- 1 gousse d'ail
- 1 cuillère à soupe d'huile d'olive
- 1 cuillère à soupe de noix de cajou concassées
- Sel et poivre au goût

Préparation :

1. Préchauffez le gril à feu moyen-élevé.
2. Coupez les poivrons et l'oignon en cubes de taille moyenne et hachez finement la tige de céleri et la gousse d'ail.
3. Dans un bol, mélangez les légumes avec l'huile d'olive, le sel et le poivre.
4. Placez les filets de poulet sur la grille chaude et faites-les griller pendant environ 8 minutes de chaque côté, jusqu'à ce qu'ils soient bien cuits.
5. Pendant ce temps, faites chauffer une poêle à feu moyen et ajoutez les légumes. Faites-les cuire jusqu'à ce qu'ils soient tendres, en remuant de temps en temps.
6. Quand le poulet est cuit, coupez-le en cubes et ajoutez-le à la poêle avec les légumes. Faites-les chauffer ensemble pendant environ 2 minutes.

7. Parsemez de noix de cajou concassées et servez chaud.

43

Astuce du chef : Pour donner une touche encore plus savoureuse à votre poulet grillé, essayez de le mariner avant de le cuire. Pour cela, mélangez quelques cuillères à soupe d'huile d'olive, du jus de citron, du sel et du poivre dans un bol et ajoutez-y une poignée de fines herbes de votre choix (persil, thym, romarin, etc.). Placez votre poulet dans un grand sachet de congélation ou dans un récipient hermétique et ajoutez-y la marinade. Laissez mariner au réfrigérateur pendant au moins une heure, ou même toute la nuit, avant de le griller. Vous pouvez également ajouter quelques noix de cajou hachées à la marinade pour un peu de crunch en plus.

2- Steak aux légumes grillés et aux œufs brouillés

Ingrédients (pour 2 personnes) :

- 2 steaks de bœuf
- 1 poivron rouge
- 1 poivron vert
- 1 oignon
- 4 œufs
- Sel, poivre
- Huile d'olive

Préparation :

1. Dans une poêle chaude, ajoutez un peu d'huile d'olive et faites cuire les steaks jusqu'à ce qu'ils soient cuits à votre goût. Réservez-les et coupez-les en fines tranches.
2. Dans la même poêle, ajoutez un peu d'huile d'olive et faites cuire les poivrons et l'oignon coupés en fines tranches jusqu'à ce qu'ils soient tendres.
3. Cassez les œufs dans la poêle et brouillez-les avec les légumes. Salez et poivrez selon votre goût.
4. Répartissez les œufs brouillés et les légumes dans deux assiettes et ajoutez les tranches de steak sur le dessus. Servez chaud.

Astuce du chef : Pour les œufs brouillés, ajoutez un peu de crème ou de lait pour obtenir des œufs moelleux et bien crémeux. Vous pouvez également ajouter des fines herbes ou du fromage râpé pour un peu de saveur supplémentaire.

3- Poisson en croûte de noix de cajou et légumes vapeur

Ingrédients (pour 2 personnes) :

- 200 g de filet de poisson
- 50 g de noix de cajou
- Sel et poivre
- 1 petit bouquet de brocolis
- 1 petite courgette
- 1 petite carotte

Préparation :

1. Préchauffez votre four à 180°C.
2. Dans un robot mixeur, mixez les noix de cajou jusqu'à obtenir une pâte. Assaisonnez la pâte de noix de cajou avec du sel et du poivre.
3. Déposez le filet de poisson sur une plaque de cuisson recouverte de papier sulfurisé. Recouvrez le poisson de la pâte de noix de cajou en appuyant légèrement pour que la pâte adhère bien.
4. Enfournez le poisson pour 20 à 25 minutes, jusqu'à ce qu'il soit cuit et que la croûte de noix de cajou soit dorée.
5. Pendant ce temps, lavez et coupez les légumes en petits morceaux. Faites-les cuire à la vapeur pendant 8 à 10 minutes, jusqu'à ce qu'ils soient tendres mais encore croquants.
6. Servez le poisson en croûte de noix de cajou avec les légumes vapeur.

Astuce du chef : Pour donner encore plus de saveur à votre poisson, essayez de le mariner dans un mélange d'huile d'olive, de jus de citron, de persil haché et d'ail haché avant de le recouvrir de la croûte de noix de cajou. Cela ajoutera une touche d'arôme et de piquant à votre plat. Vous pouvez également ajouter quelques épices de votre choix, comme du paprika ou du cumin, pour encore plus de saveur. N'oubliez pas de laisser mariner le poisson pendant au moins une heure avant de le cuire, afin que les saveurs aient le temps de se développer.

4- Risotto aux légumes et aux champignons

Ingrédients (pour 2 personnes) :

- 200 g de riz arborio
- 1 oignon haché finement
- 1 gousse d'ail hachée finement
- 1 poivron rouge coupé en dés
- 100 g de champignons de Paris tranchés
- 1 l de bouillon de poule
- 50 g de beurre
- 50 g de parmesan râpé
- Sel et poivre au goût

Préparation :

1. Dans une grande casserole, faire fondre 25 g de beurre à feu moyen. Ajouter l'oignon et l'ail hachés et faire cuire jusqu'à ce qu'ils soient tendres et dorés.
2. Ajouter le riz arborio et faire cuire pendant 1 minute jusqu'à ce qu'il soit légèrement doré.
3. Ajouter le poivron rouge et les champignons, puis mélanger pour enrober le tout dans le beurre.
4. Verser le bouillon de poule, puis porter à ébullition. Baisser le feu et laisser mijoter jusqu'à ce que le riz soit tendre et que le liquide soit absorbé, environ 20-25 minutes.
5. Ajouter le reste de beurre et le parmesan râpé, puis mélanger jusqu'à ce qu'ils soient fondus et bien incorporés. Assaisonner avec du sel et du poivre au goût.

Astuce du chef : Pour une touche de saveur supplémentaire, vous pouvez ajouter une cuillère à soupe de vin blanc sec au début de la cuisson du riz. Cela lui donnera un goût plus délicat et subtil.

5- Chili con carne aux haricots noirs et aux légumes

Ingrédients (pour 2 personnes) :

- 500 g de viande hachée de bœuf
- 1 oignon moyen, haché finement
- 1 poivron rouge, coupé en dés
- 1 poivron vert, coupé en dés
- 1 boîte de tomates en dés (400 g)
- 1 tasse de haricots noirs cuits (200 g)
- 1 tasse de légumes mélangés (carottes, courgettes, pois, etc.), coupés en petits morceaux
- 1 cuillère à soupe de concentré de tomate
- 1 cuillère à soupe de poudre de chili
- 1 cuillère à soupe de cumin
- 1 cuillère à soupe de paprika
- 1 cuillère à soupe d'huile d'olive
- Sel et poivre au goût

Préparation :

1. Dans une poêle chaude, chauffer l'huile d'olive et ajouter l'oignon haché. Faire cuire jusqu'à ce qu'il soit tendre, environ 5 minutes.
2. Ajouter la viande hachée et faire cuire jusqu'à ce qu'elle soit bien dorée.
3. Ajouter les poivrons et faire cuire encore 5 minutes.

4. Ajouter le concentré de tomate, la poudre de chili, le cumin, le paprika et les tomates en dés. Mélanger bien et faire cuire pendant encore 5 minutes.
5. Ajouter les haricots noirs et les légumes mélangés et mélanger de nouveau. Laisser mijoter pendant encore 10 minutes, jusqu'à ce que tous les ingrédients soient bien chauds et que le chili con carne ait une consistance épaisse.
6. Assaisonner avec du sel et du poivre au goût et servir chaud.

Astuce du chef : Pour un chili con carne encore plus épicé, ajoutez une cuillère à soupe de sauce piquante ou de piments en flocons au moment de mélanger les ingrédients.

6- Poulet rôti aux herbes et aux légumes

Ingrédients (pour 2 personnes) :

- 2 blancs de poulet
- 1 carotte
- 1 courgette
- 1 poivron
- 1 oignon
- 4 gousses d'ail
- 1 c. à soupe d'huile d'olive
- Sel et poivre
- Quelques branches de thym et de romarin

Préparation :

1. Préchauffez le four à 180°C.
2. Épluchez et coupez les légumes en morceaux de taille moyenne. Pelez et hachez l'ail.
3. Dans un grand bol, mélangez les légumes, l'ail, l'huile d'olive, le sel et le poivre.
4. Déposez les blancs de poulet dans un plat à gratin et couvrez-les de la préparation aux légumes.
5. Parsemez les branches de thym et de romarin sur le dessus.
6. Enfournez pendant 35 minutes, jusqu'à ce que les blancs de poulet soient bien cuits et que les légumes soient tendres.
7. Servez chaud, accompagné de quelques feuilles de salade verte si vous le souhaitez.

Astuce du chef : Vous pouvez ajouter des noix de cajou ou des amandes effilées sur le dessus du poulet pendant la dernière minute de cuisson pour ajouter une touche croquante à votre plat.

7- Rôti de porc aux pommes et aux choux

Ingrédients (pour 2 personnes) :

- 1 rôti de porc (environ 500g)
- 2 pommes
- 1 chou blanc
- 1 oignon
- 2 cuillères à soupe d'huile d'olive
- Sel et poivre
- Thym et romarin (facultatif)

Préparation :

1. Préchauffez le four à 200°C (th. 6-7).
2. Épluchez et coupez l'oignon en fines tranches.
3. Épluchez et coupez les pommes en fines tranches.
4. Coupez le chou en fines tranches également.
5. Dans un plat à gratin, disposez les tranches d'oignon, de pomme et de chou en les alternant.
6. Placez le rôti de porc au milieu du plat et parsemez-le de thym et de romarin, si vous le souhaitez.
7. Salez et poivrez selon votre goût.
8. Versez l'huile d'olive sur le rôti et les légumes.
9. Enfournez pour 1 heure environ, jusqu'à ce que le rôti soit bien doré et que les légumes soient tendres.

Astuce du chef : Servez ce rôti de porc aux pommes et aux choux avec une purée de céleri-rave pour une touche de fraîcheur et de légèreté. Vous pouvez également ajouter quelques feuilles de menthe hachées sur le dessus avant de servir pour un peu de croquant et de saveur supplémentaire.

8- Gratin de légumes et de fromage de chèvre

Ingrédients (pour 2 personnes) :

- 1 aubergine
- 1 courgette
- 1 poivron
- 1 oignon
- 1 tomate
- 100g de fromage de chèvre
- Huile d'olive
- Herbes de Provence
- Sel et poivre

Préparation :

1. Préchauffez votre four à 180°C.
2. Coupez les légumes en rondelles et placez-les dans un plat à gratin.
3. Arrosez d'huile d'olive et saupoudrez d'herbes de Provence, de sel et de poivre.
4. Parsemez le fromage de chèvre sur les légumes.
5. Enfournez pour 20-25 minutes, jusqu'à ce que les légumes soient tendres et que le fromage soit fondu et doré.

Astuce du chef : Vous pouvez ajouter de la viande hachée ou du poulet émincé dans le gratin pour une version plus complète. Vous pouvez également remplacer le fromage de chèvre par du fromage râpé de votre choix.

9- Thon grillé aux légumes et aux herbes

Ingrédients (pour 2 personnes) :

- 2 filets de thon
- 1 poivron rouge
- 1 poivron vert
- 1 oignon
- 1 tomate
- 2 gousses d'ail
- 1 citron
- Sel, poivre
- Herbes de Provence
- Huile d'olive

Préparation :

1. Préchauffez le grill à feu moyen-élevé.
2. Coupez les poivrons et l'oignon en cubes et la tomate en tranches. Pelez et hachez finement l'ail.
3. Placez les légumes dans un bol et ajoutez une pincée de sel, de poivre et d'herbes de Provence. Ajoutez un filet d'huile d'olive et mélangez.
4. Placez les filets de thon sur une plaque de cuisson huilée et faites-les griller pendant 5-7 minutes de chaque côté, jusqu'à ce qu'ils soient cuits à votre goût.
5. Pendant ce temps, disposez les légumes sur une grille huilée et faites-les griller pendant 10-15 minutes, en les retournant régulièrement, jusqu'à ce qu'ils soient tendres et dorés.
6. Servez le thon et les légumes chauds avec du jus de citron et des herbes fraîches, si vous le souhaitez.

Astuce du chef : Pour ajouter de la saveur supplémentaire à vos légumes, vous pouvez les mariner dans du jus de citron et de l'huile d'olive avant de les griller. Vous pouvez également ajouter des épices de votre choix, comme du paprika ou du cumin, pour donner plus de piquant à votre plat.

10- Linguine aux crevettes et aux légumes

Ingrédients (pour 2 personnes) :

- 200 g de linguine
- 200 g de crevettes cuites
- 1 poivron rouge
- 1 oignon
- 1 gousse d'ail
- 1 tomate
- Quelques feuilles de basilic
- Huile d'olive
- Sel et poivre

Préparation :

1. Faites chauffer un peu d'huile d'olive dans une poêle à feu moyen. Ajoutez l'oignon coupé en fines lamelles et la gousse d'ail hachée. Faites suer pendant quelques minutes jusqu'à ce qu'ils soient tendres.
2. Ajoutez le poivron rouge coupé en petits dés et la tomate coupée en cubes. Faites cuire pendant 5 minutes jusqu'à ce que les légumes soient tendres.
3. Ajoutez les crevettes et les feuilles de basilic. Faites cuire pendant 2 minutes jusqu'à ce que les crevettes soient chaudes. Assaisonnez avec du sel et du poivre.
4. Pendant ce temps, faites cuire les linguines selon les instructions du paquet. Égouttez-les et ajoutez-les à la poêle avec les légumes et les crevettes. Mélangez bien et servez chaud.

Astuce du chef : Pour ajouter encore plus de saveur à cette recette, ajoutez une pincée de piment d'Espelette ou de paprika lorsque vous faites suer les oignons et l'ail. Vous pouvez également remplacer les crevettes par du tofu ou du poulet pour une version végétarienne ou sans crustacé.

11- Soupe de légumes et de tofu

Ingrédients (pour 2 personnes) :

- 1 oignon, haché finement
- 2 gousses d'ail, hachées finement
- 1 carotte, coupée en dés
- 1 courgette, coupée en dés
- 1 poivron rouge, coupé en dés
- 400g de tofu ferme, coupé en cubes
- 1 litre de bouillon de légumes
- 1 cuillère à soupe de concentré de tomate
- 1 cuillère à soupe de vinaigre de cidre
- 1 cuillère à soupe de tamari
- 1 cuillère à soupe de thym séché

Préparation :

1. Dans une casserole, faire chauffer un peu d'huile à feu moyen. Ajouter l'oignon et l'ail et faire suer pendant environ 5 minutes, jusqu'à ce qu'ils soient tendres.
2. Ajouter les carottes, la courgette, le poivron et le tofu à la casserole. Faire cuire pendant 5 minutes de plus.
3. Ajouter le bouillon de légumes, le concentré de tomate, le vinaigre de cidre, le tamari et le thym à la casserole. Porter à ébullition.
4. Réduire le feu et laisser mijoter pendant 20 minutes, jusqu'à ce que les légumes soient tendres.

Astuce du chef : Pour une touche de saveur supplémentaire, ajoutez une cuillère à soupe de coriandre fraîchement hachée à la soupe avant de servir. Vous pouvez également remplacer le tofu par du poulet ou du bœuf haché, si vous préférez.

12- Steak aux légumes et aux champignons

Ingrédients (pour 2 personnes) :

- 2 steaks de bœuf de votre choix
- 1 oignon rouge, coupé en fines lamelles
- 200g de champignons de Paris, coupés en tranches
- 1 petit poivron rouge, coupé en fines lamelles
- 1 petit poivron vert, coupé en fines lamelles
- 1 c. à soupe d'huile d'olive
- Sel et poivre au goût

Préparation :

1. Préchauffez votre grill ou une poêle à feu moyen-élevé.
2. Dans un bol, mélangez l'oignon, les poivrons et les champignons avec l'huile d'olive. Salez et poivrez.
3. Placez les steaks sur le grill ou dans la poêle chaude. Faites-les cuire selon votre goût, en les retournant une fois.
4. Pendant ce temps, ajoutez les légumes dans un autre grill ou dans une autre poêle chaude. Faites-les cuire jusqu'à ce qu'ils soient tendres.
5. Une fois que les steaks et les légumes sont cuits, disposez-les sur une assiette et servez-les immédiatement.

Astuce du chef : Pour un repas encore plus savoureux, servez les steaks avec une sauce au poivre ou une sauce aux champignons maison. Vous pouvez également ajouter un peu de fromage râpé sur les légumes pour un gratin croustillant.

13- Quiche aux légumes et aux saucisses

Ingrédients (pour 2 personnes) :

- 1 pâte brisée (ou une pâte à pizza)
- 4 œufs
- 100g de légumes (carottes, courgettes, poivrons, etc.) coupés en dés
- 2 saucisses coupées en rondelles
- 100g de fromage râpé (gruyère, emmental, etc.)
- Sel, poivre

Préparation :

1. Préchauffez votre four à 180°C. Etalez la pâte brisée ou la pâte à pizza dans un moule à tarte. Piquez-la avec une fourchette.
2. Dans un bol, battez les œufs et mélangez-les avec les légumes et les saucisses. Salez et poivrez selon votre goût.
3. Versez le mélange sur la pâte brisée et répartissez le fromage râpé sur le dessus.
4. Enfournez la quiche pendant 35-40 minutes, jusqu'à ce qu'elle soit dorée et bien cuite.

Astuce du chef : Pour une quiche encore plus croustillante, vous pouvez ajouter une cuillère à soupe de parmesan râpé sur le dessus avant de mettre au four.

14- Curry de légumes et de tofu

Ingrédients (pour 2 personnes) :

- 1 oignon, haché
- 2 gousses d'ail, hachées
- 1 carotte, coupée en cubes
- 1 tasse de pois mange-tout
- 1 tasse de lait de coco
- 1 cuillère à soupe de curry en poudre
- 1 cuillère à soupe de sucre de palme
- 1 cuillère à soupe de sauce soja
- 250 g de tofu ferme, coupé en cubes
- Sel et poivre, au goût
- Des feuilles de coriandre, hachées (pour la garniture)

Préparation :

1. Dans une poêle chaude, faites chauffer un peu d'huile et faites-y fondre l'oignon et l'ail pendant quelques minutes, jusqu'à ce qu'ils soient tendres.
2. Ajoutez la carotte et les pois mange-tout, et faites-les cuire pendant 5 minutes, jusqu'à ce qu'ils soient tendres.
3. Versez le lait de coco dans la poêle et ajoutez le curry en poudre, le sucre de palme et la sauce soja. Mélangez bien pour bien enrober les légumes.
4. Ajoutez le tofu et faites cuire pendant 5 minutes de plus, jusqu'à ce qu'il soit bien chaud.
5. Assaisonnez avec du sel et du poivre, et garnissez de coriandre hachée avant de servir.

Astuce du chef : Si vous souhaitez ajouter encore plus de saveur à votre curry, vous pouvez y ajouter quelques feuilles de citronnelle hachées avec l'oignon et l'ail en début de cuisson. Cela apportera une touche d'arôme subtil et exotique à votre plat.

15- Tarte aux légumes et au fromage feta

Ingrédients (pour 2 personnes) :

- 1 pâte brisée
- 1 courgette, coupée en fines rondelles
- 1 poivron rouge, coupé en fines lanières
- 1 oignon, coupé en fines tranches
- 100g de fromage feta
- 3 œufs
- 50 ml de crème liquide
- Sel, poivre
- Herbes de Provence

Préparation :

1. Préchauffer le four à 180°C. Etaler la pâte brisée dans un moule à tarte. Piquer le fond à la fourchette.
2. Répartir les légumes sur le fond de tarte. Émietter le fromage feta par-dessus.
3. Battre les œufs avec la crème liquide et assaisonner avec du sel, du poivre et des herbes de Provence. Verser le tout sur les légumes.
4. Enfourner pour 35 à 40 minutes, jusqu'à ce que la tarte soit bien dorée et cuite.

Astuce du chef : Pour un twist encore plus savoureux, ajoutez quelques feuilles de basilic frais sur la tarte avant de la mettre au four.

16- Coq au vin aux légumes et aux champignons

Ingrédients (pour 2 personnes) :

- 1 coq de 1,5 kg
- 1 oignon
- 1 carotte
- 1 bouquet garni
- 1 bouteille de vin rouge
- 250 g de champignons
- 1 poivron
- 1 tomate
- 1 cuillère à soupe d'huile d'olive
- Sel et poivre

Préparation :

1. Épluchez et hachez l'oignon et la carotte. Faites chauffer l'huile d'olive dans une cocotte et faites-y suer l'oignon et la carotte pendant 5 minutes.
2. Ajoutez le coq dans la cocotte et faites-le dorer de chaque côté.
3. Ajoutez le vin rouge et le bouquet garni dans la cocotte et laissez mijoter pendant 1 heure.
4. Pendant ce temps, lavez et coupez les champignons en lamelles, le poivron en dés et la tomate en quartiers.
5. Après 1 heure, ajoutez les légumes dans la cocotte et laissez mijoter encore pendant 45 minutes.
6. Assaisonnez avec du sel et du poivre et servez chaud avec du riz ou des pâtes complètes.

Astuce du chef : Pour un coq au vin encore plus savoureux, ajoutez une cuillère à soupe de concentré de tomate et une cuillère à soupe de farine dans la cocotte avant d'ajouter les légumes. Cela donnera une sauce plus épaisse et plus goûteuse.

17- Rôti de bœuf aux légumes et aux herbes aromatiques

Ingrédients (pour 2 personnes) :

- 300g de rôti de bœuf
- 1 petite courgette, coupée en dés
- 1 petit oignon, haché finement
- 2 gousses d'ail, hachées finement
- 2 cuillères à soupe d'huile d'olive
- 1 cuillère à soupe de thym, de romarin et de persil, hachées finement
- Sel et poivre, selon votre goût

Préparation :

1. Préchauffez votre four à 180°C.
2. Dans une poêle chaude, faites chauffer l'huile d'olive et faites-y sauter les oignons et l'ail jusqu'à ce qu'ils soient tendres.
3. Ajoutez la courgette et faites-la sauter jusqu'à ce qu'elle soit tendre.
4. Transférez les légumes dans un plat à gratin.
5. Dans la même poêle, faites chauffer un peu d'huile d'olive et faites cuire le rôti de bœuf jusqu'à ce qu'il soit doré sur tous les côtés.
6. Placez le rôti de bœuf sur les légumes et enfournez pendant 20 minutes, ou jusqu'à ce qu'il soit cuit à votre goût.
7. Servez le rôti de bœuf avec les légumes et n'oubliez pas de parsemer les herbes aromatiques sur le dessus avant de servir.

Astuce du chef : Servez le rôti de bœuf avec une sauce au vin rouge pour ajouter encore plus de saveur à votre plat. Vous pouvez également remplacer la courgette par d'autres légumes de saison, comme des carottes, des poivrons ou des tomates.

18- Paella aux légumes et aux fruits de mer

Ingrédients (pour 2 personnes) :

- 1 oignon haché
- 1 poivron rouge coupé en dés
- 1 gousse d'ail hachée
- 1 tomate coupée en dés
- 1 tasse de riz à grain long
- 2 tasses de bouillon de légumes
- 1 cuillère à soupe de paprika
- 1 cuillère à soupe de cumin
- 1 cuillère à soupe de concentré de tomate
- 200g de fruits de mer surgelés (mélange de crevettes, moules et calamars)
- Persil haché pour la décoration

Préparation :

1. Dans une poêle, faites chauffer un peu d'huile d'olive et ajoutez l'oignon, le poivron, l'ail et la tomate. Faites cuire jusqu'à ce qu'ils soient tendres.
2. Ajoutez le riz, le bouillon de légumes, le paprika, le cumin et le concentré de tomate à la poêle. Mélangez bien et laissez mijoter pendant environ 20 minutes, jusqu'à ce que le riz soit cuit.
3. Ajoutez les fruits de mer à la poêle et continuez à mijoter pendant 5 minutes de plus, jusqu'à ce qu'ils soient cuits.
4. Servez la paella dans des assiettes et parsemez de persil haché avant de servir.

Astuce du chef : Pour un peu de saveur supplémentaire, ajoutez une cuillère à soupe de safran en même temps que les épices. Vous pouvez également remplacer les fruits de mer par du poulet ou du porc haché si vous le souhaitez.

19- Lasagnes aux légumes et à la viande hachée

Ingrédients (pour 2 personnes) :

- 250 g de viande hachée
- 1 oignon, haché
- 1 gousse d'ail, hachée
- 1 boîte de tomates en morceaux
- 1 poivron rouge, coupé en petits dés
- 1 poivron vert, coupé en petits dés
- 1 courgette, coupée en petits dés
- 1 boîte de haricots verts, égouttés
- 1 cuillère à soupe d'origan séché
- 1 cuillère à soupe de thym séché
- Sel et poivre, au goût
- 6 feuilles de lasagne
- 150 g de fromage râpé

Préparation :

1. Dans une poêle, faites chauffer un peu d'huile et ajoutez l'oignon et l'ail. Faites-les dorer pendant quelques minutes.
2. Ajoutez la viande hachée et faites-la cuire jusqu'à ce qu'elle soit bien dorée.
3. Ajoutez les tomates, les poivrons, la courgette et les haricots verts. Mélangez bien.
4. Ajoutez l'origan, le thym, le sel et le poivre. Laissez mijoter pendant environ 15 minutes.
5. Préchauffez le four à 180°C.

6. Dans un plat à gratin, disposez une feuille de lasagne au fond du plat. Ajoutez une couche de viande aux légumes et recouvrez de fromage râpé. Répétez l'opération jusqu'à ce que vous ayez utilisé tous les ingrédients.
7. Enfournez le plat pendant 30 minutes, jusqu'à ce que les lasagnes soient bien dorées.

Astuce du chef : Servez vos lasagnes avec une salade de feuilles de roquette et de roquefort pour un repas complet.

20- Poisson en papillote aux légumes et aux citrons

Ingrédients (pour 2 personnes) :

- 2 filets de poisson blanc (merlu, cabillaud, etc.)
- 1 poivron rouge, coupé en fines lanières
- 1 oignon rouge, coupé en fines lanières
- 1 tomate, coupée en fines rondelles
- 1 citron, coupé en fines rondelles
- Sel et poivre, selon les goûts
- 1 cuillère à soupe d'huile d'olive
- Quelques branches de thym frais

Préparation :

1. Préchauffez votre four à 180°C.
2. Coupez 2 grandes feuilles de papier d'aluminium. Répartissez les légumes sur le papier aluminium et placez les filets de poisson par-dessus.
3. Salez et poivrez les filets de poisson et arrosez-les d'huile d'olive. Parsemez de branches de thym.
4. Refermez les feuilles de papier d'aluminium en pliant les bords pour former une papillote bien fermée.
5. Enfournez pour 15-20 minutes, jusqu'à ce que le poisson soit bien cuit et que les légumes soient tendres.

Astuce du chef : Pour une touche encore plus parfumée, ajoutez quelques feuilles de basilic frais ou de persil haché sur le poisson avant de refermer la papillote. Vous pouvez également remplacer le poisson par du poulet ou du tofu pour une variante végétarienne.

Chapitre 7 : Desserts cétogènes

Le chapitre 7 est dédié aux desserts cétogènes, qui peuvent sembler être une contradiction dans les termes pour certains. Pourtant, il est tout à fait possible de profiter de desserts sains et nutritifs tout en suivant un régime cétogène. Dans ce chapitre, nous vous présenterons une variété de recettes de desserts cétogènes qui vous permettront de satisfaire votre envie de sucre tout en maintenant votre corps en cétose. Nous avons choisi des ingrédients de qualité supérieure et des édulcorants naturels pour vous garantir des desserts sains et savoureux qui ne feront pas grimper votre glycémie. Alors, préparez-vous à découvrir de délicieuses recettes de desserts cétogènes qui vous permettront de finir votre repas sur une note sucrée sans vous sentir coupable.

Les recettes suivantes sont pour deux personnes.

Bon appétit !

1- Mousse au chocolat au lait de coco

Ingrédients (pour 2 personnes) :

- 100 g de chocolat noir
- 200 ml de lait de coco
- 3 œufs
- 1 cuillère à soupe de sucre de coco (facultatif)
- 1 pincée de sel
- 2 cuillères à soupe de crème épaisse (facultatif)

Préparation :

1. Dans une casserole, faites fondre le chocolat noir à feu doux en mélangeant régulièrement.
2. Dans un bol, fouettez les œufs, le sucre de coco et le sel jusqu'à ce que le mélange soit mousseux.
3. Versez le lait de coco dans la casserole avec le chocolat fondu et mélangez jusqu'à ce que le mélange soit homogène.
4. Ajoutez le mélange d'œufs et de sucre dans la casserole et mélangez bien.
5. Si vous souhaitez une mousse plus riche, vous pouvez ajouter deux cuillères à soupe de crème épaisse.
6. Versez la mousse dans deux verres ou ramequins et réfrigérez pendant au moins 3 heures avant de servir.

Astuce du chef : Pour une touche encore plus gourmande, vous pouvez parsemer votre mousse de copeaux de chocolat ou de noix de cajou concassées avant de la servir. Vous pouvez également la déguster avec des fraises ou des framboises fraîches pour une note fruitée.

2- Crumble aux fruits rouges et aux noix de cajou

Ingrédients (pour 2 personnes) :

- 1 tasse de fruits rouges (fraises, framboises, mûres)
- 2 cuillères à soupe de sucre de palme
- 2 cuillères à soupe de farine de noix de cajou
- 2 cuillères à soupe de beurre de noix de cajou
- 1 pincée de cannelle en poudre

Préparation :

1. Préchauffez votre four à 180°C.
2. Dans un bol, mélangez les fruits rouges et le sucre de palme. Répartissez le mélange dans le fond de deux ramequins.
3. Dans un autre bol, mélangez la farine de noix de cajou, le beurre de noix de cajou et la cannelle en poudre. Émiettez ce mélange sur les fruits rouges dans les ramequins.
4. Enfournez les ramequins pour environ 20 minutes, jusqu'à ce que le crumble soit bien doré.
5. Laissez tiédir avant de déguster.

Astuce du chef : Servez ce crumble tiède, accompagné d'une boule de glace à la vanille ou d'un peu de crème chantilly pour une touche gourmande. Vous pouvez également remplacer les fruits rouges par d'autres fruits de saison, tels que des pommes ou des poires.

3- Gâteau aux amandes et aux fraises

Ingrédients (pour 2 personnes) :

- 1/2 tasse d'amandes moulues
- 1/4 tasse de farine de coco
- 1/4 tasse de sucre de coco
- 1/2 cuillère à café de poudre à lever
- 1/4 cuillère à café de sel
- 3 œufs
- 1/4 tasse d'huile de coco fondue
- 1 cuillère à soupe de jus de citron
- 1 tasse de fraises coupées en morceaux

Préparation :

1. Préchauffez votre four à 180°C et tapissez un moule à gâteau de papier sulfurisé.
2. Dans un saladier, mélangez les amandes moulues, la farine de coco, le sucre de coco, la poudre à lever et le sel.
3. Dans un autre saladier, battez les œufs et ajoutez-y l'huile de coco fondue et le jus de citron.
4. Versez le mélange d'œufs sur le mélange de farine et mélangez jusqu'à l'obtention d'une pâte homogène.
5. Ajoutez les fraises coupées en morceaux et mélangez délicatement.
6. Versez la préparation dans le moule à gâteau et enfournez pour environ 25-30 minutes, jusqu'à ce que le gâteau soit bien doré.
7. Laissez refroidir avant de démouler et de servir.

Astuce du chef : Vous pouvez remplacer les fraises par d'autres fruits de saison, comme des framboises ou des myrtilles, selon vos goûts. Vous pouvez également saupoudrer le gâteau de sucre glace avant de servir pour une touche de gourmandise en plus.

4- Tarte aux noix de pécan et aux bananes

Ingrédients (pour 2 personnes) :

- 1 tasse de noix de pécan hachées
- 3 bananes mûres, coupées en rondelles
- 1/4 tasse de sucre de coco
- 1/4 tasse de farine de coco
- 1/4 tasse de beurre de cacahuète
- 2 cuillères à soupe de miel
- 1 cuillère à soupe de sucre brun
- 1 pâte brisée toute prête

Préparation :

1. Préchauffez le four à 180°C.
2. Dans un bol, mélangez les noix de pécan, les bananes, le sucre de coco, la farine de coco, le beurre de cacahuète et le miel jusqu'à ce qu'une pâte lisse se forme.
3. Étalez la pâte brisée dans un moule à tarte et piquez-la à la fourchette.
4. Répartissez la préparation aux noix de pécan et aux bananes sur la pâte brisée et saupoudrez de sucre brun.
5. Enfournez pendant 30 à 35 minutes, jusqu'à ce que la tarte soit dorée et croustillante.
6. Laissez tiédir avant de déguster.

Astuce du chef : Vous pouvez ajouter des épices comme de la cannelle ou de la muscade à la préparation pour plus de saveur. Vous pouvez également remplacer les noix de pécan par d'autres noix de votre choix, comme des noisettes ou des amandes.

5- Sorbet aux fruits de saison et aux graines de lin

Ingrédients (pour 2 personnes) :

- 250 g de fruits de saison (fraises, framboises, myrtilles, etc.)
- 2 cuillères à soupe de graines de lin
- 1 cuillère à soupe de sucralose ou de stévia (ou autre édulcorant de votre choix)
- 250 ml de lait de coco

Préparation :

1. Dans un blender, mixez les fruits de saison avec les graines de lin, le sucralose et le lait de coco jusqu'à obtenir une préparation lisse et homogène.
2. Versez la préparation dans un récipient et placez au congélateur pendant au moins 3 heures.
3. Au moment de servir, sortez le sorbet du congélateur et laissez-le décongeler pendant quelques minutes avant de le mettre dans des coupes ou des verres.

Astuce du chef : Pour une touche de croquant, vous pouvez ajouter quelques noix ou amandes concassées sur le dessus du sorbet avant de servir.

6- Crumble aux pommes et aux noix de pécan

Ingrédients (pour 2 personnes) :

- 3 pommes Golden, pelées et coupées en petits dés
- 1 cuillère à soupe de sucre de coco
- 1 cuillère à soupe de farine de coco
- 1 cuillère à soupe de poudre d'amandes
- 1 cuillère à soupe de beurre d'amande
- 1/4 tasse de noix de pécan hachées

Préparation :

1. Préchauffer le four à 180°C.
2. Dans un bol, mélanger les pommes, le sucre de coco, la farine de coco et la poudre d'amandes.
3. Verser le mélange de pommes dans un plat à gratin.
4. Dans un autre bol, mélanger le beurre d'amande et les noix de pécan. Répartir ce mélange sur les pommes.
5. Enfourner et cuire pendant environ 30 minutes, jusqu'à ce que le crumble soit doré et croustillant.

Astuce du chef : Pour une touche de croquant supplémentaire, ajoutez une cuillère à soupe de graines de lin au mélange de noix de pécan avant de répartir sur les pommes. Vous pouvez également remplacer les pommes par d'autres fruits de saison, comme des poires ou des figues.

7- Crème au chocolat et aux noix de cajou

Ingrédients (pour 2 personnes) :

- 50 g de chocolat noir à 70 % de cacao
- 25 g de beurre de cacahuète
- 250 ml de lait de coco
- 20 g de noix de cajou concassées
- 1 cuillère à café de sucralose (ou autre édulcorant)

Préparation :

1. Faites fondre le chocolat noir et le beurre de cacahuète dans une casserole à feu moyen.
2. Ajoutez le lait de coco et mélangez jusqu'à ce que la préparation soit homogène.
3. Ajoutez les noix de cajou concassées et le sucralose, et mélangez bien.
4. Versez la crème au chocolat dans des verres et réservez au réfrigérateur pendant au moins 1 heure avant de servir.

Astuce du chef : Pour encore plus de crunch, ajoutez quelques noix de cajou concassées sur le dessus de la crème avant de servir. Vous pouvez également remplacer le beurre de cacahuète par du beurre d'amande ou de toute autre noix de votre choix.

8- Mousse aux fraises et à la crème de coco

Ingrédients (pour 2 personnes) :

- 1 tasse de fraises fraîches
- 1 boîte de lait de coco
- 1 cuillère à soupe de sucralose (ou autre édulcorant)
- 1 cuillère à soupe de gélatine

Préparation :

1. Dans un bol, écrasez les fraises à l'aide d'une fourchette jusqu'à obtenir une purée.
2. Dans une casserole, faites chauffer le lait de coco à feu moyen. Ajoutez la sucralose et la gélatine, et mélangez bien pour dissoudre les ingrédients.
3. Versez la préparation dans un bol et laissez refroidir.
4. Lorsque la préparation est froide, placez-la au réfrigérateur pendant environ 2 heures, jusqu'à ce qu'elle soit bien prise.
5. Servez la mousse aux fraises dans des verres et dégustez !

Astuce du chef : Pour une mousse encore plus onctueuse, vous pouvez ajouter un peu de crème fouettée à la préparation avant de la mettre au réfrigérateur. Cela donnera un peu de volume et de texture à la mousse !

9- Gâteau aux carottes et aux noix

Ingrédients (pour 2 personnes) :

- 150 g de farine d'amande
- 1 cuillère à soupe de poudre de noix de cajou
- 1 cuillère à soupe de bicarbonate de soude
- 1 cuillère à soupe de cannelle
- 1/2 cuillère à café de sel
- 4 œufs
- 80 ml d'huile de coco fondue
- 1 tasse de sucre de coco
- 1 tasse de carottes râpées
- 1/2 tasse de noix concassées

Préparation :

1. Préchauffez le four à 180°C.
2. Dans un bol, mélangez la farine d'amande, la poudre de noix de cajou, le bicarbonate de soude, la cannelle et le sel.
3. Dans un autre bol, battez les œufs, l'huile de coco fondue et le sucre de coco jusqu'à ce qu'ils soient bien mélangés.
4. Ajoutez les carottes râpées et les noix concassées à la préparation aux œufs, puis mélangez bien.
5. Incorporez la préparation sèche à la préparation aux œufs et aux carottes, en mélangeant jusqu'à ce qu'elle soit bien homogène.
6. Versez la pâte dans un moule à gâteau graissé, et enfournez pour environ 35-40 minutes, jusqu'à ce qu'un couteau inséré au centre du gâteau en ressorte propre.
7. Laissez tiédir avant de démouler et de déguster.

Astuce du chef : Pour un gâteau encore plus moelleux et parfumé, ajoutez une pincée de zeste de citron à la préparation avant de mettre au four.

10- Tiramisu aux noix de cajou et aux fraises

Ingrédients (pour 2 personnes) :

- 2 blancs d'œufs
- 2 cuillères à soupe de sucre
- 250 g de fromage blanc
- 250 ml de crème épaisse
- 1 cuillère à soupe de sucre vanillé
- 250 g de fraises
- 1 tasse de noix de cajou concassées

Préparation :

1. Dans un bol, fouettez les blancs d'œufs et le sucre jusqu'à ce qu'ils soient bien mousseux.
2. Dans un autre bol, mélangez le fromage blanc, la crème épaisse et le sucre vanillé jusqu'à ce qu'il soit bien lisse.
3. Coupez les fraises en petits morceaux et réservez-en quelques-unes pour la décoration.
4. Dans un grand bol, mélangez délicatement les blancs d'œufs fouettés avec le mélange de fromage blanc et de crème.
5. Dans des verrines ou un grand plat à dessert, disposez une couche de noix de cajou concassées, puis une couche de mélange de fromage blanc et de crème, et enfin une couche de fraises coupées. Répétez l'opération jusqu'à épuisement des ingrédients.
6. Réservez au réfrigérateur pendant au moins 2 heures avant de servir.

Astuce du chef : Pour donner un peu plus de piquant à votre tiramisu, vous pouvez ajouter une cuillère à soupe de cacao en poudre dans le mélange de fromage blanc et de crème avant de l'assembler dans les verrines. Vous pouvez également remplacer les fraises par d'autres fruits de saison, comme des mangues ou des kiwis.

Chapitre 8 : Collations cétogènes

Le chapitre 8 du livre est consacré aux collations cétogènes, des options de grignotages saines et nutritives qui permettent de maintenir un régime cétogène tout en satisfaisant les envies de sucre et de nourriture. Alors que de nombreuses collations classiques sont souvent chargées en glucides et en sucres ajoutés, les collations cétogènes sont riches en graisses saines et en protéines, ce qui les rend idéales pour maintenir le corps en état de cétose et favoriser la perte de poids. Dans ce chapitre, vous découvrirez de délicieuses idées de collations cétogènes, allant des bouchées aux noix et aux fruits secs aux en-cas salés tels que les œufs brouillés et les légumes grillés. Avec ces options savoureuses et nutritives, vous pourrez facilement tenir votre régime cétogène même lorsque vous êtes en déplacement ou en manque de temps.

Les recettes suivantes sont pour une personne, vous pouvez doubler les ingrédients si vous souhaitez faire les petits déjeuner pour deux personnes.

Bon appétit !

1- Boîte à lunch cétogène

Ingrédients (pour 1 personne) :

- 150g de viande hachée ou de tofu fumé
- 1 œuf
- 1 cuillère à soupe de beurre d'amande
- 1 petit bol de légumes grillés (au choix : courgettes, poivrons, tomates, oignons, etc.)
- 1 cuillère à soupe de graines de sésame ou de lin
- Sel et poivre, au goût

Préparation :

1. Faites chauffer une poêle à feu moyen et ajoutez la viande hachée ou le tofu fumé. Faites cuire jusqu'à ce qu'elle soit bien dorée et cuite. Réservez.
2. Dans la même poêle, faites cuire l'oeuf en le faisant brouiller. Salez et poivrez au goût. Réservez également.
3. Dans un bol, mélangez les légumes grillés avec le beurre d'amande et les graines de sésame ou de lin. Salez et poivrez au goût.
4. Dans votre boîte à lunch, disposez la viande hachée ou le tofu, l'œuf brouillé et les légumes grillés. Refermez la boîte et placez-la au réfrigérateur jusqu'au moment de la consommer.

Astuce du chef : Vous pouvez ajouter du fromage râpé sur les légumes grillés pour encore plus de saveur ! Vous pouvez également remplacer la viande hachée par du poisson grillé ou des crevettes pour varier les plaisirs. N'hésitez pas à ajouter des herbes fraîches pour encore plus de goût.

2- Œufs durs aux herbes

Ingrédients (pour 1 personne) :

- 4 œufs
- 1 pincée de sel
- 1 pincée de poivre
- 1 cuillère à soupe de persil haché
- 1 cuillère à soupe de ciboulette hachée

Préparation :

1. Faites bouillir de l'eau dans une casserole.
2. Placez délicatement les œufs dans l'eau et laissez-les cuire pendant 8 à 10 minutes.
3. Retirez les œufs de l'eau et plongez-les immédiatement dans un bol d'eau froide pour arrêter la cuisson.
4. Écalez les œufs et coupez-les en deux dans le sens de la longueur.
5. Éparez les jaunes des blancs et hachez finement les jaunes.
6. Mélangez les jaunes hachés avec le sel, le poivre et les herbes hachées.
7. Remplissez chaque moitié de blanc d'œuf avec le mélange de jaunes.

Astuce du chef : Vous pouvez également ajouter du fromage râpé sur les œufs pour un peu de croquant !

3- Yaourt au fromage blanc et aux noix

Ingrédients (pour 1 personne) :

- 1 portion de fromage blanc (environ 120g)
- 1 cuillère à soupe de noix de votre choix, concassées
- 1 cuillère à soupe de miel (facultatif)

Préparation :

1. Dans un bol, mélangez le fromage blanc et le miel jusqu'à ce qu'ils soient bien homogènes.
2. Ajoutez les noix concassées et mélangez de nouveau.
3. Versez le mélange dans un pot hermétique et réfrigérez pendant au moins une heure, afin que le yaourt prenne bien.
4. Servir le yaourt frais, en le dégustant seul ou en le accompagnant de fruits frais pour plus de saveur.

Astuce du chef : Pour une version encore plus gourmande, vous pouvez ajouter quelques pépites de chocolat noir ou une pincée de cannelle à la préparation. Vous pouvez également remplacer les noix par d'autres fruits secs de votre choix, tels que des amandes ou des noisettes.

4- Smoothie aux épinards et aux graines de chia

Ingrédients (pour 1 personne) :

- 1 tasse d'épinards frais
- 1 banane mûre
- 1 cuillère à soupe de graines de chia
- 1/2 tasse de lait de coco
- 1 cuillère à soupe de beurre de cacahuète
- 1 cuillère à soupe de protéine de lactosérum en poudre (facultatif)

Préparation :

1. Mettre tous les ingrédients dans un mixeur et mélanger jusqu'à l'obtention d'une texture lisse.
2. Verser le smoothie dans un verre et déguster immédiatement.

Astuce du chef : Pour un smoothie encore plus onctueux, ajoutez une banane congelée et une glace au lait de coco au mélange avant de mixer. Vous pouvez également remplacer le lait de coco par du lait d'amande ou du lait de noix de cajou si vous le souhaitez.

5- Galette de légumes grillés au jambon

Ingrédients (pour 1 personne) :

- 1 courgette
- 1 aubergine
- 1 tomate
- 2 tranches de jambon
- 1 œuf
- 1 cuillère à soupe de parmesan râpé
- Sel, poivre
- Huile d'olive

Préparation :

1. Préchauffez votre four à 180°C.
2. Coupez la courgette et l'aubergine en tranches fines et faites-les griller dans une poêle chaude avec un peu d'huile d'olive pendant environ 5 minutes de chaque côté, jusqu'à ce qu'elles soient dorées. Salez et poivrez.
3. Découpez la tomate en fines tranches.
4. Dans un bol, battez l'œuf et ajoutez le parmesan râpé, puis mélangez.
5. Sur une plaque de cuisson, déposez une tranche de jambon et recouvrez-la de légumes grillés et de tranches de tomate. Recouvrez le tout avec une seconde tranche de jambon.
6. Versez l'œuf battu sur le dessus et enfournez pendant 15 minutes.

Astuce du chef : Vous pouvez ajouter un peu de fromage râpé sur le dessus de la galette avant de la mettre au four pour une texture encore plus croustillante !

6- Roulé de jambon et de fromage à la moutarde

Ingrédients (pour 1 personne) :

- 2 tranches de jambon blanc
- 2 cuillères à soupe de fromage blanc
- 1 cuillère à café de moutarde

Préparation :

1. Étalez une cuillère à soupe de fromage blanc sur chaque tranche de jambon.
2. Étalez une cuillère à café de moutarde sur chaque tranche de jambon, en veillant à bien en recouvrir toute la surface.
3. Enroulez chaque tranche de jambon sur elle-même pour former un roulé.
4. Faites chauffer une poêle à feu moyen et ajoutez les roulés de jambon.
5. Faites cuire pendant environ 2 minutes de chaque côté, jusqu'à ce qu'ils soient bien croustillants.
6. Servez chaud, accompagné de légumes grillés ou d'une salade.

Astuce du chef : Vous pouvez également ajouter quelques feuilles de salade ou de roquette à l'intérieur du roulé pour encore plus de saveur et de fraîcheur.

7- Brochette de tofu et de légumes grillés

Ingrédients (pour 1 personne) :

- 1 toute petite courgette
- 1 petite carotte
- 1 oignon
- 1 morceau de tofu
- 1 c. à soupe d'huile d'olive
- Sel et poivre

Préparation :

1. Coupez la courgette, la carotte et l'oignon en cubes de taille égale.
2. Coupez le tofu en cubes également.
3. Dans un bol, mélangez l'huile d'olive, le sel et le poivre. Ajoutez les légumes et le tofu et mélangez pour bien enrober les ingrédients.
4. Faites chauffer votre barbecue ou votre grille-pain.
5. Enfilez les légumes et le tofu sur des brochettes en bois (si vous utilisez des brochettes en métal, n'oubliez pas de les tremper dans l'eau pendant une heure avant de les utiliser pour éviter qu'elles ne brûlent).
6. Faites cuire les brochettes pendant 5 à 10 minutes de chaque côté, en les retournant régulièrement.

Astuce du chef : Pour un goût encore plus intense, vous pouvez mariner les légumes et le tofu dans un mélange d'huile d'olive, de jus de citron, d'ail et d'herbes avant de les enfiler sur les brochettes.

8- Quiche aux légumes et aux œufs

Ingrédients (pour 1 personne) :

- 1 pâte brisée cétogène (ou une pâte feuilletée sans gluten si vous préférez)
- 2 œufs
- 1 poignée de légumes (carottes, courgettes, poivrons, etc.), coupés en dés
- 2 cuillères à soupe de crème épaisse
- Sel, poivre, herbes de votre choix

Préparation :

1. Préchauffez votre four à 180°C. Etalez la pâte brisée dans un moule à tarte et piquez-la avec une fourchette.
2. Dans un bol, fouettez les œufs avec la crème épaisse, le sel et le poivre.
3. Répartissez les légumes sur la pâte brisée. Versez la préparation aux œufs sur les légumes.
4. Enfournez la quiche pendant 25-30 minutes, jusqu'à ce qu'elle soit dorée et bien cuite.

Astuce du chef : Pour une version encore plus savoureuse, vous pouvez ajouter du fromage râpé sur le dessus de la quiche avant de l'enfourner. Vous pouvez également utiliser différents légumes selon vos préférences ou ce que vous avez sous la main. N'hésitez pas à ajouter des herbes fraîches pour plus de saveur.

9- Soupe aux légumes et aux pois chiches

Ingrédients (pour 1 personne) :

- 1 gros oignon
- 2 carottes
- 1 branche de céleri
- 2 gousses d'ail
- 1 cuillère à soupe d'huile d'olive
- 1 cuillère à soupe de cumin en poudre
- 1 cuillère à soupe de coriandre en poudre
- 500 ml de bouillon de légumes
- 1 boîte de pois chiches, égouttés et rincés
- Sel et poivre

Préparation :

1. Épluchez et hachez l'oignon, les carottes et la branche de céleri. Écrasez les gousses d'ail.
2. Dans une grande casserole, faites chauffer l'huile d'olive à feu moyen et ajoutez l'oignon, les carottes, le céleri et l'ail. Faites cuire pendant environ 5 minutes jusqu'à ce qu'ils soient tendres.
3. Ajoutez le cumin et la coriandre en poudre et mélangez bien.
4. Ajoutez le bouillon de légumes et les pois chiches dans la casserole. Laissez mijoter pendant 20 minutes.
5. Goûtez et ajustez l'assaisonnement si nécessaire.
6. Servez la soupe chaude, garnie de quelques feuilles de coriandre fraîche si vous le souhaitez.

Astuce du chef : Si vous souhaitez ajouter encore plus de saveur à cette soupe, vous pouvez ajouter quelques cubes de bouillon de poule ou de bœuf à la place du bouillon de légumes. Vous pouvez également remplacer les pois chiches par des lentilles ou des haricots blancs pour une soupe encore plus nourrissante.

10- Tranches de saumon fumé aux épinards et aux citrons

Ingrédients (pour 1 personne) :

- 2 tranches de saumon fumé
- 1 tasse d'épinards frais
- 1/2 citron, coupé en rondelles
- Sel et poivre, au goût

Préparation :

1. Dans une poêle chaude, faites griller les tranches de saumon fumé pendant environ 1 minute de chaque côté, jusqu'à ce qu'elles soient bien grillées.
2. Ajoutez les épinards dans la poêle et faites-les sauter jusqu'à ce qu'ils soient tendres, environ 2-3 minutes.
3. Ajoutez les rondelles de citron dans la poêle et faites-les chauffer pendant 1 minute de chaque côté.
4. Salez et poivrez les légumes et le saumon au goût.

Astuce du chef : Pour une touche de saveur supplémentaire, ajoutez un filet d'huile d'olive avant de servir. Vous pouvez également accompagner cette recette de riz cuit ou de quinoa pour un repas plus complet.

Conclusion

1- Résumé des principaux points abordés dans le livre

Le régime cétogène, également connu sous le nom de "cétose", est un régime alimentaire qui vise à réduire l'apport en glucides et à augmenter l'apport en graisses dans le but de provoquer un état de cétose dans le corps. Cet état de cétose se produit lorsque le corps utilise les graisses comme source principale d'énergie, plutôt que les glucides.

Le régime cétogène a de nombreux avantages pour la santé, notamment la perte de poids, la réduction du risque de diabète de type 2, la réduction du risque de maladies cardiaques et la réduction de l'inflammation. Il peut également améliorer la santé mentale en réduisant les symptômes de troubles tels que l'épilepsie et la dépression.

Pour suivre un régime cétogène, il est important de manger des aliments riches en graisses saines, tels que l'huile d'olive, l'avocat, les noix et les graines, ainsi que des protéines de qualité supérieure, comme la viande, le poisson, les œufs et les produits laitiers. Il est également important de limiter les glucides, en particulier ceux qui proviennent de sources raffinées, comme le sucre et les grains transformés.

Il est également recommandé de calculer son apport en macros, c'est-à-dire ses apports en protéines, graisses et glucides, pour s'assurer que l'on suit correctement le régime cétogène.

En suivant un régime cétogène, il est possible de perdre du poids de manière saine et durable, tout en améliorant sa santé globale. Cependant, il est important de consulter un professionnel de santé avant de commencer tout nouveau régime alimentaire pour s'assurer que cela convient à ses besoins et à sa situation personnelle.

2- Avantages du mode de vie cétogène

Le mode de vie cétogène présente de nombreux avantages pour la santé. Il a été démontré qu'il peut aider à perdre du poids de manière significative et à réguler la glycémie. De plus, il peut améliorer la santé cardiovasculaire en réduisant le cholestérol et en améliorant les marqueurs de la santé cardiaque. Le régime cétogène peut également être bénéfique pour les personnes souffrant de maladies neurodégénératives telles que l'Alzheimer et la maladie de Parkinson, en améliorant les symptômes et en ralentissant la progression de la maladie. Enfin, il peut être bénéfique pour les personnes atteintes d'épilepsie et de migraines, en réduisant la fréquence et l'intensité de ces troubles. En résumé, le mode de vie cétogène peut apporter de nombreux bienfaits pour la santé sur de nombreux aspects différents.

3- Conseils pratiques pour adopter un mode de vie Cétogène

Pour adopter un mode de vie cétogène, il est important de bien se préparer et de planifier à l'avance ses repas. Cela peut inclure la préparation de plats en avance et l'utilisation de listes de courses détaillées pour s'assurer que vous avez toujours les ingrédients nécessaires sous la main. Il peut également être utile de tenir un journal alimentaire pour suivre ce que vous mangez et vous assurer de respecter les proportions de macronutriments recommandées.

Il est également important de savoir gérer les tentations et de trouver des stratégies pour résister aux envies de sucreries et de plats malsains. Cela peut inclure la recherche de alternatives saines, comme des collations cétogènes ou des desserts faibles en glucides, ou encore l'utilisation de techniques de gestion du stress pour aider à réduire les fringales.

Enfin, n'oubliez pas que l'adoption d'un mode de vie cétogène ne doit pas être vécue comme une épreuve, mais plutôt comme une opportunité de prendre soin de votre santé et de votre bien-être. Si vous rencontrez des difficultés ou des doutes, n'hésitez pas à demander l'aide d'un professionnel de santé qualifié ou de rejoindre une communauté en ligne de personnes suivant le régime cétogène pour obtenir du soutien et des conseils.

4- Perspective d'avenir

Le régime cétogène a connu un regain de popularité ces dernières années en raison de ses avantages pour la santé et la perte de poids. Basé sur une alimentation riche en graisses et en protéines, avec une quantité réduite de glucides, le régime cétogène peut aider à réguler la glycémie, à réduire les risques de maladies cardiaques et de diabète de type 2, et à favoriser la perte de poids. En adoptant un mode de vie cétogène, il est important de bien préparer ses repas et de gérer les tentations liées aux aliments riches en glucides.

Il y a de nombreuses recherches en cours sur les effets à long terme du régime cétogène, mais il semble que ce mode de vie peut être bénéfique pour la santé à long terme. Avec la croissance de l'intérêt pour une alimentation saine et équilibrée, il y a de fortes chances que le régime cétogène continue de devenir de plus en plus populaire dans les années à venir. En suivant les conseils du livre "Régime cétogène : Bien manger sans glucides pour une vie saine et équilibrée", vous pouvez adopter facilement un mode de vie cétogène et profiter de ses avantages pour votre santé et votre bien-être.

Annexes

1- Liste de courses

Voici une suggestion de liste de courses pour suivre un régime cétogène :

- Viandes maigres : poulet, dinde, bœuf, porc, agneau
- Poissons gras : saumon, thon, maquereau, sardines
- Œufs : œufs biologiques de poules élevées en liberté
- Légumes à faible teneur en glucides : laitue, épinards, chou frisé, chou-fleur, brocoli, courgette, aubergine, poivron, tomate
- Fruits à faible teneur en glucides : avocat, olives, baies (framboises, mûres, fraises)
- Graisses saines : huile d'olive, huile de noix de coco, beurre de cacahuète, beurre de noix de cajou, noix (amandes, noix de cajou, noix de pécan), graines (graines de lin, graines de chia)
- Fromages à faible teneur en glucides : fromage à pâte dure (parmesan, pecorino), fromage à pâte molle (brie, camembert)
- Protéines en poudre : protéine de lactosérum, protéine de pois
- Édulcorants naturels : stévia, sucralose, xylitol
- Épices : herbes fraîches (basilic, thym, persil), poivre, sel, paprika, cumin, curcuma
- Boissons : eau, thé vert, café

Il est important de privilégier les aliments de qualité et biologiques si possible, afin de bénéficier au maximum des nutriments et de réduire les risques de contamination par des pesticides et autres substances chimiques.

2- Conseils de stockage

Il est important de bien stocker les aliments cétogènes pour préserver leurs nutriments et leur fraîcheur. Voici quelques conseils à suivre :

Conservez les aliments secs, comme les noix, les graines et les épices, dans des boîtes hermétiques à l'abri de la lumière et de l'humidité. Vous pouvez également les mettre au congélateur pour une conservation plus longue.

Gardez les légumes et les herbes frais dans le bac à légumes de votre réfrigérateur. Pour les légumes crus, enveloppez-les dans un papier absorbant avant de les mettre dans le bac à légumes. Pour les herbes, mettez-les dans un verre d'eau et couvrez-les d'un sac en plastique pour les maintenir fraîches plus longtemps.

Conservez les viandes et les poissons dans des sacs en plastique ou du papier film et mettez-les au congélateur si vous ne pensez pas les consommer rapidement. Si vous achetez de la viande hachée, séparez-la en portions individuelles et congelez-les séparément pour une utilisation ultérieure facile.

Pour les produits laitiers, comme le beurre, le fromage et le lait, respectez les dates de péremption indiquées sur l'emballage et conservez-les au réfrigérateur. Vous pouvez également mettre le beurre au congélateur pour une conservation plus longue.

En suivant ces conseils de stockage, vous serez en mesure de profiter pleinement des bienfaits des aliments cétogènes tout en préservant leur qualité nutritive.

3- Astuces pour varier l'alimentation et éviter la monotonie

Pour varier votre alimentation et éviter la monotonie lorsque vous suivez un régime cétogène, voici quelques astuces :

- Explorez les différentes saveurs du monde : il existe de nombreuses cuisines qui sont riches en graisses saines et en protéines et qui se prêtent bien au régime cétogène. Par exemple, vous pouvez essayer des recettes indiennes, thaïlandaises ou méditerranéennes.

- Variez les sources de protéines : en plus de la viande et du poisson, vous pouvez inclure dans votre alimentation des œufs, du tofu, du tempeh et d'autres sources de protéines végétales.

- N'oubliez pas les légumes : il est important de manger une grande variété de légumes pour apporter des nutriments essentiels à votre corps. Vous pouvez essayer de nouvelles recettes avec des légumes que vous n'avez jamais goûtés ou varier les façons de les cuisiner (grillés, en soupe, en smoothie, etc.).

- Utilisez des épices et des herbes : les épices et les herbes peuvent ajouter une grande saveur à vos plats sans ajouter de glucides. Essayez de nouvelles combinaisons pour donner une touche de saveur à vos recettes.

- Faites-vous plaisir : il est important de ne pas se sentir privé lorsque l'on suit un régime cétogène. N'hésitez pas à vous faire plaisir en incluant des aliments qui vous font vraiment envie, même s'ils ne sont pas strictement cétogènes. Par exemple, vous pouvez ajouter quelques baies ou une cuillère de sucre de coco à votre smoothie pour donner une touche de douceur.

4- Ressources supplémentaires

Pour approfondir vos connaissances sur le régime cétogène et obtenir de l'aide pour le suivre au quotidien, voici une liste de ressources supplémentaires que nous vous recommandons :

- Livres : "Le Guide complet du régime cétogène" de Maria Emmerich, "Régime cétogène pour les débutants" de Leanne Vogel, "Le Nouveau Régime Cétogène" de Dr. Josh Axe.
- Blogs : Diet Doctor, KetoDiet Blog, Ruled.me.
- Groupes Facebook : Keto Diet Support Group, Low Carb & Keto Recipes, Keto & Low Carb Recipes.
- Comptes Instagram : @ketodiet_app, @keto.food, @ketocookingchristian.
-

N'hésitez pas à explorer ces ressources pour vous aider à adopter et à maintenir un mode de vie cétogène de manière saine et équilibrée.